son

AF246571

Td 88
1037

Sur l'utilité de la recherche du champ visuel. — Hémianopsie homonyme et hétéronyme.

par le Docteur J. TERSON.

Il est d'un usage courant en oculistique de rechercher l'étendue du champ visuel, lorsque l'examen du fond de l'œil à l'ophtalmoscope a révélé une certaine décoloration des papilles optiques.

Tantôt on veut ainsi préciser le degré déjà acquis de l'atrophie des éléments nerveux, car si un rétrécissement du champ visuel coïncide avec une diminution même légère de l'acuité visuelle, le pronostic se trouve aussitôt très sérieusement aggravé.

Dans d'autres cas, lorsque, avec une décoloration du nerf optique plus ou moins marquée, on observe quelques crochets des vaisseaux rétiniens au niveau des bords de la papille, il devient indispensable de s'assurer si le champ visuel n'a pas en même temps éprouvé la modification si caractéristique qu'il acquiert dans le glaucome avéré. L'atrophie *primitive avec excavation* de la papille est en effet facile à confondre avec le glaucome *simple*, à marche uniforme et essentiellement chronique, dans lequel l'atrophie papillaire est *secondaire* et où l'hypertension, au moins au début, est souvent peu accusée (sinon absente, au dire de certains auteurs). La forme même du rétrécissement du champ visuel devient alors l'argument le plus sérieux pour ou contre le diagnostic de glaucome, c'est-à-dire pour ou contre l'indication d'une intervention hâtive ou d'une médication générale en rapport avec la cause présumée de l'affaiblissement survenu dans la nutrition des nerfs optiques.

Mais si la recherche de l'étendue et de la configuration du champ visuel est capitale dans les cas de lésion des nerfs optiques, ce mode d'investigation trop souvent négligé n'est pas moins utile pour la précision du diagnostic dans certains cas d'amblyopie bien constatée quoique sans modification encore apparente des nerfs optiques ni des membranes profondes de l'œil.

Nous ne faisons pas allusion ici à l'amblyopie d'ordre psychique qu'on rencontre dans l'hystérie, bien que l'observation du champ visuel soit devenue un élément de première importance dans les cas complexes ou douteux de cette affection.

Nous ne visons pas non plus l'amblyopie toxique pure par excès de tabac ou d'alcool, dans laquelle, avec un scotome central plus ou moins net, on retrouve le plus souvent l'étendue et la configuration du champ visuel périphérique à peu près intactes.

Les considérations qui précèdent se rapportent plus spécialement à l'observation récente de deux malades, atteints tous les deux d'une affection cérébrale, chez qui l'examen ophtalmoscopique est d'abord resté négatif au point de vue des signes habituels des lésions de ce genre; tandis que la recherche du champ visuel nous a fourni immédiatement des données précieuses non seulement touchant la certitude de l'existence d'une lésion cérébrale, mais encore sur sa localisation probable, nous donnant en outre une explication plus que suffisante de l'amblyopie que nous constations.

Voici ces deux observations intéressantes :

Obs. I. — *Hémianopsie homonyme gauche sans lésion apparente des nerfs optiques.*

Une dame, âgée de 54 ans, s'est présentée à notre consultation le 10 décembre dernier. D'après une note de son médecin, « la malade est affectée de troubles oculaires (amblyopie, diplopie) et atteinte de sclérose cardiaque et de sclérose artérielle généralisée. Il est *probable*, ajoute notre confrère, que les troubles de la vision constituent une manifestation de la maladie générale. Les urines ne contiennent ni sucre, ni albumine ». C'est donc pour faire déterminer, par un examen complet des yeux, dans quelle mesure les troubles de la vision sont sous la dépendance de l'état préalablement défectueux de la santé générale que cette malade nous est adressée.

Les troubles visuels sont survenus subitement dans les circonstances suivantes : son petit-fils avait fait récemment une chute sur le front. La plaie qui en était résulté était déjà en bonne voie de cicatrisation, quand un jour notre malade, en renouvelant le pansement, crut avoir occasionné la rupture de la cicatrice encore mal assurée. Cette pensée lui causa une émotion des plus vives, bientôt suivie de vertiges et de troubles de la vision assez intenses, à un moment, pour l'empêcher de se diriger seule.

Voici le résultat de notre examen, deux semaines après le début des accidents :

Les mouvements des globes oculaires s'exécutent avec une synergie parfaite et la recherche des doubles images par les moyens habituels est négative. Il n'y a donc pas actuellement de diplopie.

L'acuité visuelle égale 1/2 seulement aux deux yeux sans aucun vice de réfraction. *L'examen ophtalmoscopique ne permet de constater aucune lésion* ; le diagnostic étiologique de la diminution de l'acuité visuelle semble par suite difficile à établir. Ni l'âge, ni les antécédents de la malade, ni son genre de vie ne permettent l'hypothèse d'une amblyopie de cause hystérique ou toxique (alcoolique). Seul l'ictus provoqué par une vive émotion ferait supposer l'existence d'un foyer apoplectique. Celui-ci, toutefois, doit être très restreint et très localisé, peu profond, puisqu'il n'y a eu ni hémiplégie, ni trouble de la parole ou de l'intelligence, ni amnésie, ni cécité verbale ou psychique. On ne peut guère songer à une néoplasie cérébrale, les accidents oculaires étant survenus soudainement, les nerfs optiques paraissant normaux et aucune autre paire des nerfs crâniens n'ayant été intéressée.

Fort heureusement la recherche du champ visuel est venue dissiper, à l'instant, les obscurités qu'un examen ophtalmoscopique minutieux avait laissé subsister et nous avons constaté l'abolition de la moitié gauche du champ visuel aux deux yeux, c'est-à-dire une hémianopsie homonyme *gauche* typique (fig. 1), indiquant l'existence d'une lésion intracrânienne du

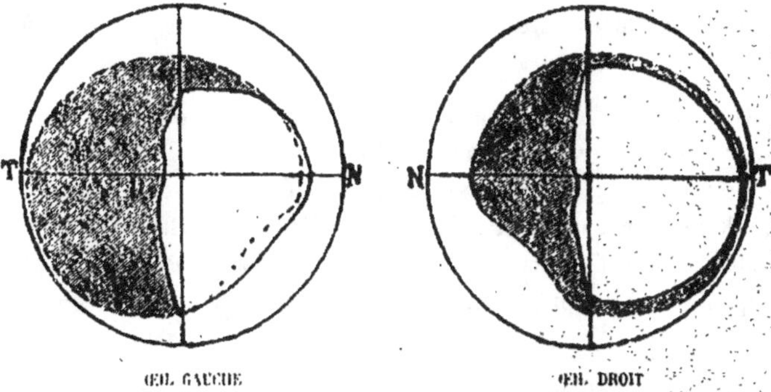

Fig. 1. — Limites du champ visuel normal (la partie ombrée est la partie abolie du champ visuel).
T. Côté temporal. N. Côté nasal.

côté opposé (dans notre cas du côté droit). En effet, les fibres

des deux nerfs optiques émanant de la moitié droite des deux
rétines se réunissent, comme on sait, dans la bandelette optique
droite et par conséquent toute lésion de la bandelette optique
droite (ou de sa continuité en arrière) entraînera la suppression
du fonctionnement *de la moitié droite de la rétine aux deux
yeux*, et par suite l'abolition de la moitié *gauche* du champ
visuel. Tel est bien le cas de notre malade qui, ayant perdu aux
deux yeux la moitié *gauche* de son champ visuel, ne voit point
les objets placés à sa gauche.

Sans que nous puissions préciser davantage, il est très probable que la lésion est peu profonde, l'hémianopsie n'étant
compliquée, dans le cas actuel, d'aucun trouble de la motilité
ou de la sensibilité, comme nous l'avons indiqué plus haut[1].

Nous avons revu, il y a peu de jours, la malade qui fait l'objet
de cette observation, près de deux mois après notre premier
examen. L'intelligence est demeurée intacte. L'acuité visuelle
est remontée de 1/2 à 2/3 de l'acuité normale. Bien que son
champ visuel demeure hémianopsique comme précédemment,
l'état général satisfaisant et l'amélioration de l'acuité visuelle
nous confirment encore dans l'opinion qu'il s'est agi d'une
lésion peu étendue.

Quoi qu'il en soit, il nous parait surabondamment démontré,
par ce qui précède, que la recherche du champ visuel a été seule
d'une réelle utilité dans le cas actuel, en précisant la nature
apoplectique de l'ictus et du trouble de la vision dont la malade
a été si soudainement frappée, et en permettant de limiter pour
le moment la gravité du pronostic, au moins au point de vue
oculaire.

Obs. II. — *Hémianopsie hétéronyme temporale, sans lésion
apparente des nerfs optiques au début.*

Le second cas d'hémianopsie que nous avons observé, il y a
quelques mois, est à tous égards entièrement différent du pré-
cédent. C'est l'hémianopsie qu'on a qualifiée d'*hétéronyme*, par
opposition à la précédente, et de *temporale*, parce que l'on

---

(1) La qualification d'*homonyme* usitée en pareil cas par les auteurs
ne peut s'entendre que d'une lésion située en arrière du chiasma. On
sait d'ailleurs que l'interprétation des faits de ce genre s'appuie sur la
théorie de la semi-décussation des nerfs optiques, seule susceptible d'en
donner une explication satisfaisante.

constaté dans celle-ci la perte de la partie externe ou temporale du champ visuel *des deux yeux*.

Il s'agit d'un malade âgé de 46 ans, emmétrope, qui, *depuis un mois et demi* environ, ne peut plus lire. Il affirme cependant que depuis plus longtemps il a constaté un affaiblissement graduel de la vision.

L'examen ophtalmoscopique n'indique rien de spécial, surtout pas de décoloration, même partielle, de la papille. L'absence de cette particularité assez commune dans l'amblyopie toxique est ici très importante, car le malade fumait par jour 0 fr. 20 de tabac en cigarettes, prenait un thé au rhum à son lever, plus tard deux cafés avec petit verre et deux apéritifs, plus un demi-litre de vin à chaque repas. Le diagnostic qui semblait devoir s'imposer au premier abord était donc l'intoxication alcoolique qui, par suite d'un scotome central, empêche la lecture.

On pouvait en conséquence se borner pour ainsi dire à ce premier examen et conclure. Mais un sentiment de curiosité nous a poussé à rechercher l'étendue et la configuration du champ visuel, parce que l'affaiblissement de l'acuité visuelle présentait une différence notable aux deux yeux, tandis que l'amblyopie toxique pure frappe le plus souvent, après peu de temps, les deux yeux d'une façon égale.

Or, voici la figure que nous donna cette recherche (fig. 2).

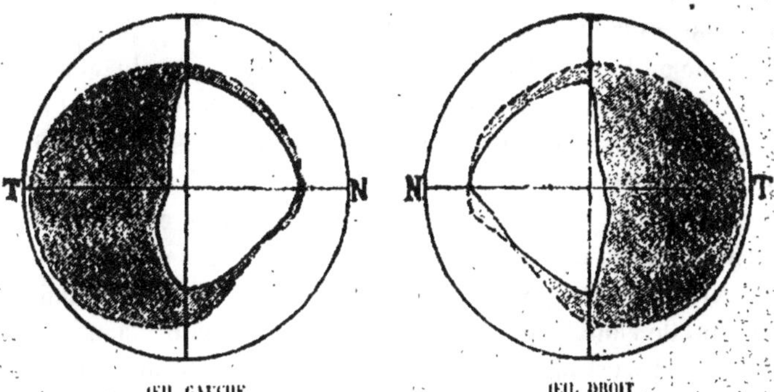

Fig. 2. — Limites du champ visuel normal (la partie ombrée est la partie abolie du champ visuel).
T. Côté temporal. N. Côté nasal.

On voit que la moitié externe du champ visuel des deux yeux est complètement abolie, comme dans les cas désignés par les auteurs sous le nom d'*hémianopsie hétéronyme temporale*. Or, nous ne pensons pas que l'amblyopie par intoxication alcoolique ou tabagique fournisse jamais un champ visuel hémianopsique.

En dehors des cas d'acromégalie, dont les signes classiques manquent entièrement ici, et où existe une tumeur du corps pituitaire comprimant les faisceaux croisés des nerfs optiques, il est très difficile, d'après les auteurs, d'expliquer les autres cas d'hémianopsie hétéronyme temporale, sauf par l'autopsie [1]. Ces faits sont d'ailleurs si rares qu'il n'y a pas plus d'un cas d'hémianopsie hétéronyme temporale pour cent cas d'hémianopsie homonyme ; ce qui s'explique par la limitation nécessaire de la lésion aux faisceaux croisés, tandis qu'il est très fréquent de voir des lésions des bandelettes optiques ou des parties corticales occipitales, dont l'étendue intéresse à la fois les faisceaux croisés et les faisceaux latéraux.

Quoique la syphilis ne put être invoquée même à titre douteux, nous avons prescrit l'iodure de potassium à dose successivement croissante, mais sans aucun résultat. Toute boisson alcoolique a été supprimée. Mais le champ visuel s'est restreint de plus en plus tout en conservant à un certain degré la forme hémianopsique. Nous avons alors observé les signes graduels de l'atrophie des papilles optiques, laissant supposer l'augmentation progressive de la lésion d'abord limitée à certains faisceaux des nerfs optiques.

Nous avons perdu ce malade de vue ; peut-être a-t-il succombé aux progrès de son affection cérébrale.

Comme on le voit, dans le cas actuel, la recherche du champ visuel nous a, dès le début, permis de séparer les lésions et les symptômes que nous observions de la simple amblyopie toxique et même de la névrite rétro-bulbaire, et nous a tenu au courant en quelque sorte de la marche toujours plus envahissante de cette forme si grave d'hémianopsie. Nous avons pu ainsi, dès les premiers jours, porter un pronostic des plus sévères, tandis que celui de l'amblyopie toxique simple et même de la névrite rétro-bulbaire est bien moins fâcheux, les lésions cédant souvent à la suppression des agents toxiques ou se bornant à une amblyopie qui enlève, il est vrai, la possibilité de la lecture,

(1) Sœmisch et Müller ont chacun cité un cas de sarcome comprimant le chiasma qui avait déterminé peu à peu la perte de la vision.

mais, laisse au malade les avantages de l'étendue normale de son champ visuel périphérique.

Nous n'avons pas voulu faire ici une étude des diverses variétés de l'hémianopsie qu'on trouve très complète dans les Traités, et parmi lesquelles on a cité des cas encore bien plus rares d'hémianopsie hétéronyme *nasale*. Il nous paraît inutile aussi de parler des divers appareils d'ailleurs connus qui servent à la recherche du champ visuel (campimètre, périmètre). Notre but a été simplement de démontrer l'importance de cette recherche, en citant des faits dans lesquels une erreur de diagnostic eut été presque inévitable sans l'emploi de ce moyen d'investigation.

BIBLIOTHÈQUE NATIONALE R. F.

40

www.ingramcontent.com/pod-product-compliance
Lightning Source LLC
LaVergne TN
LVHW052331060726
842524LV00018B/2922